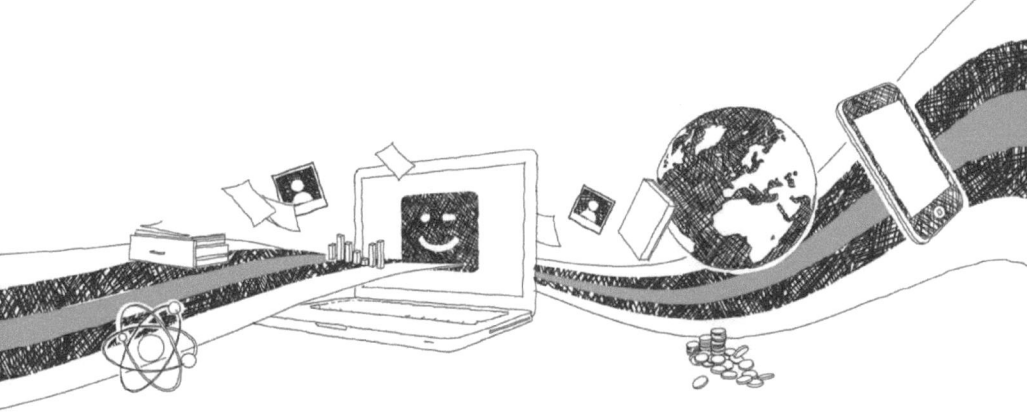
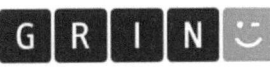

Friedrich Flachsbart

Geometrie und Erbarmen

Was hat die venöse Thrombose und Lungenembolie mit der Mathematik zu tun?

GRIN Verlag

Bibliografische Information der Deutschen Nationalbibliothek:

Die Deutsche Bibliothek verzeichnet diese Publikation in der Deutschen National-
bibliografie; detaillierte bibliografische Daten sind im Internet über http://dnb.d-
nb.de/ abrufbar.

Impressum:

Copyright © 1994 GRIN Verlag, Open Publishing GmbH
Druck und Bindung: Books on Demand GmbH, Norderstedt Germany
ISBN: 978-3-640-82982-8

Dieses Buch bei GRIN:

http://www.grin.com/de/e-book/166409/geometrie-und-erbarmen

GRIN - Your knowledge has value

Der GRIN Verlag publiziert seit 1998 wissenschaftliche Arbeiten von Studenten, Hochschullehrern und anderen Akademikern als eBook und gedrucktes Buch. Die Verlagswebsite www.grin.com ist die ideale Plattform zur Veröffentlichung von Hausarbeiten, Abschlussarbeiten, wissenschaftlichen Aufsätzen, Dissertationen und Fachbüchern.

Besuchen Sie uns im Internet:

http://www.grin.com/

http://www.facebook.com/grincom

http://www.twitter.com/grin_com

Geometrie und Erbarmen.

Friedrich Flachsbart
Göttingen September 1993 – Januar 1994

Geometrie ist die Wahrheit.
C ist ein komplexer, kompakter Raum mit n Dimensionen.

Erbarmen ist die Wahrheit.

Wie hängen diese beiden zusammen?
Bernhard Riemann gab die Lösung des Rätsels.

1. Riemannscher Raum ist der Mensch.

Mass, Metrik des Raumes ist der Mensch.

Segen, Fluch nach unserem Tun.

Engel, Genius loci des Raumes ist der Mensch.

Beweger, Lokomotive des Raumes ist der Mensch.

Vektor im Raum ist der Mensch.

Raum im Raum ist der Mensch.

Otto Creutzfeldt im Kreuz Feld.

Gnade im Geist Raum.

Der Mensch lebt im Geist, der Rest gehört dem Tod.

Den Geist konnte die gelehrte Hand nicht malen.

Diese Sätze stehen im Kontrast zu unserem Denken, wie es Max Weber dargestellt hat:

„Es gab nicht nur kein magisches, sondern überhaupt kein Mittel, die Gnade Gottes dem zuzuwenden, dem Gott zu versagen sich entschlossen hatte. Verbunden mit der schroffen Lehre von der unbedingten Gottferne und Wertlosigkeit alles rein Kreatürlichen enthält diese innere Isolierung des Menschen einerseits den Grund für die absolut negative Stellung des Puritanismus zu allen sinnlich-gefühlmässigen Elementen in der Kultur und subjektiven Religiosität – weil sie für das Heil unnütz und Förderer sentimentaler Illusionen und des kreaturvergötternden Aberglaubens sind – und damit zur grundsätzlichen Abwendung von aller Sinnenkultur überhaupt. Andererseits aber bildet sie eine Wurzel jenes illusionslosen und pessimistisch gefärbten Individualismus, wie er den „Volkscharakter" und den Institutionen der Völker mit puritanischer Vergangenheit sich noch heute auswirkt – in so auffälligem Gegensatz zu der ganz andersartigen Brille, durch welche später die „Aufklärung" die Menschen ansah."[1]

„Stahlharte puritanische Kaufleute schaffen durch rastlose Berufsarbeit [...] jenen mächtigen Kosmos der modernen Wirtschaftsordnung [...] des eisernen Zeitalters [...] ein stahlhartes Gehäuse."[2]

Vektor im Raum ist der Mensch.

„Es waren aber auch falsche Propheten unter dem Volk
wie auch unter euch sein werden falsche Lehrer,
die nebeneinführen verderbliche Sekten und verleugnen den Herrn,
der sie erkauft hat,
und werden über sich selbst herbeiführen eine schnelle Verdammnis.
Und viele werden nachfolgen ihrem zuchtlosen Wandel:
und um ihretwillen wird der Weg der Wahrheit verlästert werden.
Und aus Habsucht werden sie mit erdichteten Worten an euch ihren Vorteil suchen.
Ihnen ist das Urteil seit langem bereitet und ihre Verdammnis schläft nicht."[3]

Vektor in der Zeit ist der Mensch.

„Das sollst du aber wissen, dass in den letzten Tagen werden greuliche Zeiten kommen.
Denn es werden die Menschen viel von sich halten, geldgierig sein, ruhmredig, hoffärtig, Lästerer den Eltern, ungehorsam, undankbar, gottlos, lieblos, unversöhnlich, Verleumder, zuchtlos, wild, ungütig, Verräter, Frevler, aufgeblasen, die die Lüste mehr lieben als Gott, die das haben den Schein eines gottesfürchtigen Wesens, aber sein Kraft leugnen sie; solche meide.
Zu diesen gehören, die hin und her in die Häuser schleichen und umgarnen die losen Weiber, die mit Sünden beladen sind und mancherlei Lüsten umgetrieben, immerdar lernen und nimmer zur Erkenntnis der Wahrheit kommen."[4]

---

[1] M. Weber: Die protestantische Ethik und der Geist des Kapitalismus. S. 123
Siebenstern, Hamburg, 1975
[2] M. Weber: a. a. O., S. 129 .. S. 188 .. S. 374 .. S. 188.
[3] 2. Petrus 2, 1-3. Bild Text von einem Bild Dürers: Die Apostel.
[4] 2. Paulus an Timotheus, 3, 1-7. Bild Text von dem Bild Dürers: Die Apostel.

Riemannscher Raum, eingebettet in die Raum-Zeit ist der Mensch.

Prof. Goenner nannte es 1973 als Titel seiner Habilitationsschrift für theoretische Physik:

Localisometric Embedding of Riemannian Manifolds and Einsteins Theory of Gravitation.

Die Gottnähe wird zur Gottferne:

„Der Mensch hat durch seinen Fall in den Stand der Sünde gänzlich alle Fähigkeit seines Willens zu irgend etwas geistlich Gutem und die Seligkeit mit sich führenden verloren, so sehr, dass ein natürlicher Mensch, als gänzlich abgewandt vom Guten und tot in der Sünde, nicht fähig ist, sich zu bekehren oder sich auch nur dafür vorzubereiten."[5]

Das Credo des Puritanismus war die „Westminster Confession" 1647.
Seine Folge war: „Das Gefühl einer unerhörten Vereinsamung des einzelnen Individuums."[6]

Das ist der Geist des Kapitalismus.

„Dies: der absolute (im Luthertum noch keineswegs in allen Konsequenzen vollzogene) Fortfall kirchlich-sakramentalen Heils, war gegenüber dem Katholizismus das absolut Entscheidende.
Jener große religionsgeschichtliche Prozess der Entzauberung der Welt [...] fand hier seinen Abschluss."[7]

2. Cantor und das Aktuell Unendliche.

„Endlich kann [...] das Aktuell-Unendliche sowohl in concreto wie auch in abstracto bejaht werden; auf diesem Boden, den ich für den einzig richtigen halten, stehen nur wenige."[8]

So schrieb Cantor 1885.

Spinoza ist der Boden, auf dem Cantor steht:

„Iure Spinoza mathesi (Eth. Pars. I prop. XXXVI, app.) eam vim tribuit, ut hominibus norma et regula veri in omnibus rebus indagandi sit.
Dem Gesetz der Zahl legt Spinoza die Kraft bei, damit für die Menschen Mass und Regel der Wahrheit in allen Dingen aufzuspüren sind."[9]

Spinoza aber schreibt an der zitierten Stelle weiter:

---

[5] M. Weber: a. a. O., S. 119
[6] M. Weber: a. a. O., S. 122
[7] M. Weber: a. a. O., S. 123
[8] G. Cantor: Gesammelte Abhandlungen mathematischen und philosophischen Inhalts. S. 373
Springer, Berling, 1932, erg. 1980
[9] G. Cantor: a. a. O., S. 62

„Hiermit habe die Natur Gottes und seine Eigenschaften dargelegt,
nämlich dass er notwendig existiert;
dass er einzig ist;
dass er aus der Notwendigkeit seiner Natur allein ist und handelt;
dass und in welcher Weise er die freie Ursache aller Dinge ist;
dass alles in Gott ist und von ihm so abhängt,
dass nichts ohne ihn sein und begriffen werden kann;
schliesslich dass alles von Gott vorausbestimmt gewesen ist,
zwar nicht durch Willensfreiheit,
sondern durch die absolute Natur Gottes oder seine unendliche Macht."[10]

Alles leuchtet in Allem.

Jeder Teil ist Spiegel des Ganzen.

Diese Idee steht am Anfang der Mengenlehre:

„Die Forschungen, welche Riemann und Helmholtz und nach ihnen andere über die
Hypothesen, welche der Geometrie zugrunde liegen, angestellt haben, gehen bekanntlich von
dem Begriffe einer n-fach ausgedehnten stetigen Mannigfaltigkeit aus.
Indem ich mir die Frage vorlegte, ob eine stetige Mannigfaltigkeit von n Dimensionen sich
eindeutig und vollständig einer stetigen Mannigfaltigkeit von nur einer Dimension zuordnen
lässt, so dass jedem Elemente der einen von ihnen ein und nur ein Element der andern
entspricht, fand es sich, dass die Frage bejaht werden muss.

Es lässt sich demnach eine stetige Fläche eindeutig und vollständig auf eine stetige Linie
beziehen, das gleiche gilt von stetigen Körpern und von stetigen Gebilden mit beliebig vielen
Dimensionen."[11]

Jeder Teil ist Spiegel des Ganzen.

„Unter Anwendung der oben eingeführten Ausdrucksweise können wir daher sagen, dass die
Mächtigkeit eines beliebigen stetigen, n-fach ausgedehnten Gebildes gleich ist der
Mächtigkeit einer einfach ausgedehnten stetigen Mannigfaltigkeit, wie beispielsweise einer
begrenzten, stetigen geraden Strecke."[12]

Alles leuchtet in Allem.

„[...] bei der Untersuchung einer analytischen Funktion einer komplexen veränderlichen
Grösse [...] zeigt es sich, dass das Verhalten der Funktion in der Nähe des unendlich fernen
Punktes genau dieselben Vorkommnisse darbietet wie an jedem andern, im Endlichen
gelegenen Punkte, so dass hieraus die volle Berechtigung dafür gefolgert wird, das
Unendliche in diesem Falle in einen ganz bestimmten Punkt verlegt zu denken."[13]

Kontinuum ist für Cantor die Welt.

---

[10] B. Spinoza: Die Ethik. S. 91-93
Reclam, Stuttgart, 1977
[11] G. Cantor: a. a. O., S. 121-122
[12] G. Cantor: a. a. O., S. 122
[13] G. Cantor: a. a. O., S. 165-166

„Mir unterlag es keinem Zweifel, dass, um zu einer befriedigenderen Naturerklärung zu gelangen, die letzten oder eigentlich einfachen Elemente der Materie in aktual unendlicher Zahl vorauszusetzen und in Bezug auf das Räumlich als völlig ausdehnungslos und streng punktuell zu betrachten sind;
ich wurde in dieser Ansicht bestärkt, indem ich bemerkte, dass in der neuern Zeit so hervorragende Physiker wie Faraday, Ampére, Wilhelm Weber […] dieselbe Überzeugung vertreten haben.
Um aber die Grundanschauung zur Durchführung bringen zu können, schienen mir allgemeine Untersuchungen über Punktmengen, wie ich sie angestellt habe, vorhergehen zu müssen.
Ich nenne im Anschluss an Leibniz die einfachen Elemente der Natur, aus deren Zusammensetzung in gewissem Sinne die Materie hervorgeht, Monaden oder Einheiten."[14]

Eines ist für Cantor die Welt.

„Unter einer Mannigfaltigkeit oder Menge verstehe ich nämlich allgemein jedes Viele, welches sich als Eines denken lässt; d. h […] jeden Inbegriff bestimmter Elemente, welche durch ein Gesetz zu einem Ganzen verbunden werden kann."[15]

„Ein grosser Bahnbrecher der Wissenschaft ist der mathematischen Welt in Georg Cantor geschenkt worden" schreibt Prof. A. Fraenkel: „ Hinsichtlich der abstrakten Mengenlehre, zu der neben den allgemeinen Theorien der Äquivalenz und der Ähnlichkeit namentlich auch das Reich der transfiniten Ordnungszahlen sowie die philosophische Deutung der Mengenlehre zu rechnen ist, sind freilich die Geister heute erneut in Unruhe und Unsicherheit verstrickt.
Doch auch hier wird sich im Laufe der Entwicklung früher oder später Hilberts Wort erfüllen von dem Paradiese, das Cantor uns geschaffen habe und aus dem uns niemand solle vertreiben können […] Die Eroberung des Aktual-Unendlichen für die Wissenschaft überhaupt ist eine historische Tatsache und auf ihrem Boden, auf Cantors Ideen aufbauend, wird sich die Weiterentwicklung vollziehen."[16]

Denn es ist das Aktual-Unendliche die Immanenz der Transzendenz, die Gegenwart Gottes.

3. Bourdieu und der Mensch.

Paris kommt nach Göttingen.

Am 23. 9. 1993 sprach der Kultursoziologe des Collège France, Pierre Bourdieu, 1930 geboren.

Spinoza und Leibniz sind ihm Zeugen der „tendance immanent de structure".

Leibniz spricht wider Descartes: „Die Struktur des Sozialen ist real, materiell."

„Das intellektuelle Kräftefeld ist mehr als nur ein simples Aggregat isolierter Kräfte, ein Nebeneinander bloss zusammengereiter Element, es bildet vielmehr nach Art des magnetischen Feldes ein System von Kraftlinien."[17]

---

[14] G. Cantor: a. a. O., S. 275
[15] G. Cantor: a. a. O., S. 204
[16] G. Cantor: a. a. O., S. 483
[17] P. Bourdieu: Zur Soziologie der symbolischen Formen. S. 76

Es ist ein System von Kraftlinien.

„Die in ihm wirkenden Mächte bzw. deren Wirkungsgruppen lassen sich als ebensoviele Kräfte beschreiben, die dem Feld zu einem beliebigen Zeitpunkt kraft ihrer jeweiligen Stellung, gegeneinander und miteinander, seine spezifische Struktur verleihen. Andererseits determiniert die Zugehörigkeit zu diesem Feld selbst auch jede dieser Kräfte: jede verdankt nämlich der besonderen Stellung, die sie in diesem Feld einnimmt, neben Positionseigenschaften, die aus ihrer rein immanenten Beschaffenheit nicht abzuleiten sind, einen besonderen Typus, der die Art ihrer Verbindung mit dem kulturellen Kräftefeld, einem System von Themen- und Problembeziehungen, bestimmt."[18]

Das kulturelle Kräftefeld.

„Dadurch übernimmt sie mit einem bestimmten Typus von kulturell Unbewusstem zugleich eine Mitgift, die, zutiefst verinnerlicht, als funktionales Gewicht zu bezeichnen wäre, da die spezifische Masse einer jeden Kraft, d. h. ihre Macht (oder genauer Autorität) im Bereich des Feldes nicht unabhängig von ihrer Position in diesem zu definieren ist."[19]

4. Riemann und der Weg

Der Riemannsche Raum ist Sein, Wahrheit, Realität.

„Every compact complex manifold of dimension 1 (i. e., a compact Riemann surface) is projective algebraic."[20]

„Every compact complex manifold of dimension 1 (i. e., a compact Riemann surface) is projective algebraic. This is a deep result.
To understand why, recall that the notion of complex manifold is very local.
It is defined by glueing small discs, with holomorphic transition functions.
We make one global hypothesis, namely that it is compact, and our conclusion is that it can be embedded globally in some projective space.
In particular, by considering a projection to P 1, we see that it has nonconstant meromorphic functions, which is not at all obvious a priori.
One proves the theorem in two steps:
a. One shows that X admits a global nonconstant meromorphic function. This requires some hard analysis. One proof, given by Weyl, following Hilbert, uses Dirichles's minimum principle to prove the existence of harmonic functions, and hence of meromorphic functions.
Another proof, given by Gunning, uses the distributions to first prove the finite-dimensionality of cohomology of coherent analytic sheaves, and then deduce the existence of meromorphic functions.[21]

Compact complex manifold – Riemannscher Raum.

Suhrkamp, Frankfurt am Main, 1991
[18] P. Bourdieu: a. a. O., S. 76
[19] P. Bourdieu: a. a. O., S. 77
[20] R. Hartshorne: Algebraic Geometry. S. 441
Springer, Berlin, 1993
[21] R. Hartshorne: a. a. O., S. 441

„In dimensions greater than 1, it is no longer true that every compact complex manifold is algebraic. But we have the following result which gives a necessary condition.
Proposition 3.3 (Siege):
Let X be a compact complex manifold of dimension n.
Then the field K (X) of meromorphic functions on X has transcendence degree greater n over C, and (at least in the case tr.d. K (X) = n) it is a finitely generated extension field of C.
If X is algebraic, say X = Xh, than one can show, K (X) = K (X), the field of rational functions on X, so in this case we must have tr.d. K(X) = dim X were studied by Moishezon, so we call them Moishezon manifolds."[22]

Riemannscher Raum.

„A compact complex manifold of dimension 2, with two algebraically independent meromorphic functions, is projective algebraic."[23]
Riemannscher Raum.

„Any complex manifold admits a Hermitian metric (in many ways).
A Hermitian metric is said to be Kähler if the associated differential 2-form of type (1,1) is closed.
A complex manifold with a Kähler metric is called a Kähler manifold.
One can show easily that complex projective space has a natural Kähler metric on it, and hence that every projective algebraic manifold is a Kähler manifold with induced metric.
A compact Kähler manifold X is called a Hodge manifold if the cohomology class in H 2 (X,C) of the 2-form mentioned above is in the image of the integral cohomology H 2 (X,Z).
Now a fundamental result is Theorem 4.1:
Every Hodge manifold is projective algebraic."[24]

Riemannscher Raum.

„Every Hodge manifold is projective algebraic.
This can be thought of as a generalisation of the theorem of Riemann (3.1) quoted above, because every compact complex manifold of dimension one is trivially seen to be a Hodge manifold. We have the following Theorem 4.2. [...] Every Moeshezon manifold which is Kähler is projective algebraic."[25]

Riemannscher Raum als Lokomotive.

„Auch mögen die Eigenschaften, die wir dem dadurch gedachten Wesen beilegen, objektiv gebraucht, einen Anthropomorphism in sich verbergen:
die Absicht ihres Gebrauchs ist auch nicht, seine für uns unerreichbare Natur, sondern uns selbst und unseren Willen, darnach bestimmen zu wollen [...].
So wie wir z. B. der Seele unter anderem auch eine vim locomotivam beilegen, weil wirklich Bewegungen des Körpers entspringen, deren Ursache in ihren Vorstellungen liegt, ohne ihr darum die einzige Art, wie wir bewegende Kräfte kennen (nämlich durch Anziehung, Druck, Stoss, mithin Bewegung, welche jederzeit ein ausgedehntes Wesen voraussetzen, beilegen zu wollen [...]."[26]

---

[22] R. Hartshorne: a. a. O., S. 442
[23] R. Hartshorne: a. a. O., S. 443
[24] R. Hartshorne: a. a. O., S. 445
[25] R. Hartshorne: a. a. O., S. 446
[26] I. Kant: Kritik der Urteilskraft. S. 420

Raum Bewegung.

Durch den Wandel des Menschen wandelt sich der Raum.

Wandeln = to walk.

Wandeln = to change.

Dao Ren = Weg Mann.

Der Weg schafft den Raum.

Raum Bewegung.

Durch den Lebenswandel wandelt sich die Welt.

Weg = Tao. Wandlung = I.

„Die Wandlung enthält das Mass von Himmel und Erde, darum kann man damit das Tao von Himmel und Erde umfassen und gliedern [...].
Indem der Mensch dadurch dem Himmel und der Erde ähnlich wird, kommt er nicht in Widerspruch mit ihnen. Seine Weisheit umfasst alle Dinge und sein Tao ordnet die ganze Welt."[27]

Definition: compact complex manifold:

„Die Vorstellung einer komplexen Mannigfaltigkeit ist sehr lokal.
Sie ist definiert durch klebende kleine Scheiben (glueing small discs)
Mit holomorphen Übergangsfunktionen.
Wir machen eine globale Hypothese, nämlich, dass sie kompact ist, und unsere Folgerung ist, dass sie weltumfassend (globally) in einen projektiven Raum eingebettet werden kann."[28]

Definition: Projektiver Raum.

„Der projektive Raum. Er vervollständigt den affinen Raum durch „unendlich ferne Punkte".

Viele Probleme lassen sich übersichtlicher im projektiven als im affinen Raum behandeln, etwa die Untersuchung von Lösungsmengen polynomialer Gleichungen. Deshalb gehören mittlerweile die projektiven Räume zu den wichtigsten Gegenständen der Geometrie. Die projektiven Räume sind kompakt."[29]

Der Riemannsche Raum ist Geist.

„Mit jedem einfachen Denkakt tritt etwas Bleibendes, Substantielles in unsere Seele ein.

Suhrkamp, Frankfurt am Main, 1990. Werkausgabe X.
[27] H. Wilhelm: Die Wandlung. S. 40
Suhrkamp, Frankfurt am Main, 1985
[28] R. Hartshorne: a. a. O., S. 441, meine Übersetzung.
[29] T. tom Dieck: Topologie. S. 52-54
Walter de Gruyter, Berlin, 1991

Dieses Substantielle erscheint uns zwar als eine Einheit, scheint aber (insofern es der Ausdruck eines räumlich und zeitlich Ausgedehnten ist) eine innere Mannigfaltigkeit zu enthalten; ich nenne es daher „Geistesmasse".

Alles Denken ist hiernach Bildung neuer Geistesmassen.
Die in die Seele eintretenden Geistesmassen erscheinen uns als Vorstellung; ihr verschiedener innerer Zustand bedingt die verschiedene Qualität derselben.

Die sich bildenden Geistesmassen verschmelzen, verbinden und komplizieren sich in bestimmtem Grade, teils unter einander, teils mit älteren Geistesmassen.
Die Art und Stärke dieser Verbindungen hängt von Bedingungen ab, die von Herbart nur zum Teil erkannt sind und die ich in der Folge ergänzen werde.
Sie beruht hauptsächlich auf der inneren Verwandtschaft der Geistesmassen.

Die Seele ist eine kompakte, aufs engste und auf die mannigfaltigste Weise in sich verbundene Geistesmasse.

Sie wächst beständig durch eintretende Geistesmassen, und hierauf beruht ihre Fortbildung.
Die einmal gebildeten Geistesmassen sind unvergänglich, ihre Verbindungen unauflöslich; nur die relative Stärke dieser Verbindungen ändert sich durch das Hinzukommen neuer Geistesmassen.

Die Geistesmassen bedürfen zum Fortbestehen keines materiellen Trägers und üben auf die Erscheinungswelt keine dauernde Wirkung aus.
Sie stehen daher in keiner Beziehung zu irgendeinem Teile der Materie und haben daher keinen Sitz im Raume.

Dagegen bedarf alles Eintreten, Entstehen, alle Bildung neuer Geistesmassen und alle Vereinigung derselben eines materiellen Trägers.

Alles Denken geschieht daher an einem bestimmten Ort.
(Nicht das Behalten unserer Erfahrung, nur das Denken strengt an, und der Kraftaufwand ist, soweit wir dies schätzen können, der geistigen Tätigkeit proportional.)

Jede eintretende Geistesmasse regt alle mit ihr verwandten Geistesmassen an und zwar desto stärker, je geringer die Verschiedenheit ihres inneren Zustandes (Qualität) ist.

Diese Anregung beschränkt sich aber nicht bloss auf die verwandten Geistesmassen, sondern erstreckt sich mittelbar auch auf die mit ihnen zusammenhängenden (d. h. in früheren Denkprozessen mit ihnen verbundenen). Wenn also unter den verwandten Geistesmassen ein Teil unter sich zusammenhängt, so werden diese nicht bloss unmittelbar, sondern auch mittelbar angeregt und daher verhältnismässig stärker als die übrigen.

Die Wechselwirkung zweier gleichzeitig sich bildenden Geistesmassen wird bedingt durch einen materiellen Vorgang zwischen den Orten, wo beide gebildet werden.
Ebenso treten aus materiellen Ursachen alle sich bildenden Geistesmassen mit unmittelbar vorher gebildeten in unmittelbare Wechselwirkung; mittelbar aber werden alle mit diesen zusammenhängenden älteren Geistesmassen zur Wirksamkeit angeregt, und zwar desto schwächer, je entfernter sie mit ihnen und je weniger unter sich zusammenhängen.

Die allgemeinste und einfachste Äusserung der Wirksamkeit älterer Geistesmassen ist die Reproduktion, welche darin besteht, dass die wirkende Geistesmasse eine ihr ähnliche zu erzeugen strebt.

Die Bildung neuer Geistesmassen beruht auf der gemeinschaftlichen Wirkung teils älterer Geistesmassen, teils materieller Ursachen und zwar hemmt oder begünstigt sich alles gemeinschaftlich Wirkende nach der inneren Ungleichartigkeit oder Gleichartigkeit der Geistesmassen, welche es zu erzeugen strebt.

Die Form der sich bildenden Geistesmasse (oder die Qualität der ihre Bildung begleitenden Vorstellung) hängt ab von der relativen Bewegungsform der Materie, in welcher sie gebildet wird, so dass gleiche Bewegungsform der Materie eine gleiche Form der in ihr gebildeten Geistmasse bedingt und umgekehrt gleiche Form der Geistesmasse eine gleiche Bewegungsform der Materie, in welcher sie gebildet ist, voraussetzt.

Sämtliche gleichzeitig (in unserem Cerebrospinalsystem) sich bildenden Geistesmassen verbinden sich in Folge eines physischen (chemisch-elektrischen) Prozesses zwischen den Orten, wo sie sich bildeten.

Jede Geistesmasse strebt eine gleichförmige Geistesmasse zu erzeugen.

Sie strebt also diejenige Bewegungsform der Materie herzustellen, bei welcher sie gebildet ist.

Die Annahme einer Seele als eines einheitlichen Trägers des Bleibenden, welches in den einzelnen Akten des Seelenlebens erzeugt wird (der Vorstellungen), stützt sich auf den engen Zusammenhang und die gegenseitige Durchdringung aller Vorstellungen.

Um aber die Verbindung einer bestimmten neuen Vorstellung mit anderen zu erklären, ist die Annahme eines einheitlichen Trägers allein nicht ausreichend; vielmehr muss die Ursache, weshalb sie gerade diese bestimmten Verbindungen in dieser bestimmten Stärke eingeht, in den Vorstellungen, mit welchen sie sich verbindet, gesucht werden.

Neben diesen Ursachen aber ist die Annahme eines einheitlichen Trägers aller Vorstellungen überflüssig [...].

Wenden wir nun diese Gesetze geistiger Vorgänge, auf welche die Erklärung unserer eigenen inneren Wahrnehmung führt, zur Erklärung der auf der Erde wahrgenommenen Zweckmässigkeit, d. h. zur Erklärung des Daseins und der geschichtlichen Entwicklung an.

Zur Erklärung unseres Seelenlebens mussten wir annehmen, dass die in unseren Nervenprozessen erzeugten Geistesmassen als Teile unserer Seele fortdauern, dass ihr innerer Zusammenhang ungeändert fortbesteht, und sie nur insofern einer Veränderung unterworfen sind, als sie mit anderen Geistesmassen in Verbindung treten.

Eine unmittelbare Konsequenz dieser Erklärungsprinzipien ist es, dass die Seelen der organischen Wesen, d. h. die während ihres Lebens entstandenen kompakten Geistesmassen, auch nach dem Tode fortbestehen.

(Ihr isoliertes Fortbestehen genügt nicht.)

Um aber die planmässige Entwicklung der organischen Natur, bei welcher offenbar die früher gesammelten Erfahrungen den späteren Schöpfungen zur Grundlage dienten, zu erklären, müssen wir annehmen, dass die Geistesmassen in eine grössere kompakte Geistesmasse, die Erdseele, eintreten und dort nach denselben Gesetzen einem höheren Seelenleben dienen, wie die in unseren Nervenprozessen erzeugten Geistesmassen unserem eigenen Seelenleben.

Wie also z. B. bei dem Sehen einer roten Fläche die in einer Menge einzelner Primitivfasern erzeugten Geistesmassen zu einer einzigen kompakten Geistesmasse sich verbinden, welche gleichzeitig in unserem Denken auftritt, so werden auch die in verschiedenen Individuen eines Pflanzengeschlechtes erzeugten Geistesmassen, welche aus einer klimatisch wenig verschiedenen Gegend der Erdoberfläche in die Erdseele eintreten, zu einem Gesamteindruck sich verbinden.

Wie die verschiedenen Sinneswahrnehmungen von demselben Gegenstande sich in unserer Seele zu einem Bilde desselben vereinigen, so werden sämtliche Pflanzen eines Teils der Erdoberfläche der Erdseele ein bis in Feinste ausgearbeitetes Bild von den klimatischen und chemischen Zuständen derselben geben.

Auf diese Weise erklärt sich, wie aus dem früheren Leben der Erde sich der Plan zu späteren Schöpfungen entwickelt.

Aber nach unseren Erklärungsprinzipien bedarf zwar das Fortbestehen vorhandener Geistesmassen keines materiellen Trägers, aber alle Verbindung derselben, wenigstens alle Verbindung verschiedenartiger Geistesmassen kann nur mittels neuer in einem gemeinschaftlichen Nervenprozesse erzeugter Geistesmassen geschehen.

Woraus schliessen wir die Beseeltheit eines Dinges (das Stattfinden eines fortdauernden einheitlichen Denkprozesses in ihm)?

Unserer eigenen Beseeltheit sind wir unmittelbar gewiss, bei Anderen (Menschen und Tieren) schliessen wir sie aus individuellen zweckmässigen Bewegungen.

Überall, wo wir wohlgeordnete Zweckmässigkeit auf eine Ursache zurückführen, suchen wir diese Ursache in einem Denkprozess; eine andere Erklärung haben wir nicht.

Das Denken selbst aber kann ich wenigstens nur für einen Vorgang im Inneren der ponderablen Materie halten.

Die Unmöglichkeit, das Denken aus räumlichen Bewegungen der Materie zu erklären, wird bei einer unbefangenen Zergliederung der inneren Wahrnehmung wohl Jedermann einleuchten; doch mag die abstrakte Möglichkeit einer solchen Erklärung hier zugegeben werden.

Dass auf der Erde Zweckmässigkeit wahrgenommen werde, wird Niemand leugnen.

Es fragt sich also:
Wohin haben wir den Denkprozess, welcher die Ursache dieser Zweckmässigkeit ist, zu verlegen;

Es ist hier nur von bedingten (in begrenzten Zeiten und Räumen stattfindenden) Zwecken die Rede; unbedingte Zwecke finden ihre Erklärung in einem ewigen (nicht in einem Denkprozess erzeugten) Wollen.

Die einzige Zweckmässigkeit, deren Ursache wir wahrnehmen, ist die Zweckmässigkeit unserer eigenen Handlungen.

Sie entspringt aus dem Wollen der Zwecke und dem Nachdenken über die Mittel.

Finden wir nun einen aus ponderabler Materie bestehenden Körper, in welchem ein System von fortlaufenden Zweck- und Wirkungsbezügen vollkommen zum Abschluss kommt, so können wir zur Erklärung dieser Zweckmässigkeit einen fortwährenden einheitlichen Denkprozess in demselben annehmen; und diese Hypothese wird die wahrscheinlichste sein, wenn 1. die Zweckmässigkeiten nicht schon in Teilen des Körpers zum Abschluss kommen und 2. kein Grund vorhanden ist, die Ursache derselben in einem grösseren Ganzen, welchem der Körper angehört, zu suchen.

Wenden wir dies auf die in Menschen, Tieren und Pflanzen wahrgenommene Zweckmässigkeit an, so ergibt sich, dass ein Teil dieser Zweckmässigkeit aus einem Denkprozess im Innern dieser Körper zu erklären ist, ein anderer Teil, die Zweckmässigkeit des Organismus, aber aus einem Denkprozess in einem grösseren Ganzen.

Die Gründe hierfür sind:
1. Die Zweckmässigkeit der organischen Einrichtungen findet nicht in den einzelnen Organismen ihren Abschluss. Die Gründe für die Einrichtung des menschlichen Organismus sind offenbar in der Beschaffenheit der ganzen Erdoberfläche, die organische Natur mit eingerechnet, zu suchen.
2. Die organischen Bewegungen wiederholen sich unzählbar, teils in verschiedenen Individuen neben einander, teils in dem Leben eines Individuums oder eines Geschlechts nach einander. Für die Zweckmässigkeit, welche in ihnen für sich schon liegt, ist also nicht in jedem Falle eine besondere, sondern eine gemeinsame Ursache anzunehmen.
3. Die organischen Einrichtungen erhalten teils (bei Menschen und Tieren) im Leben der einzelnen Individuen, teils (bei Pflanzen und Embryonen) im Leben der einzelnen Geschlechter keine Fortbildung.

Die Ursache ihrer Zweckmässigkeit ist also nicht in einem gleichzeitig fortlaufenden Denkprozess zu suchen.

Nach Abzug dieser (organischen) Zweckmässigkeiten bleibt nun bei Menschen und Tieren anerkannter Massen, bei Pflanzen nach Fechner's Ansicht, noch ein abgeschlossenes System in einander greifender veränderlicher Zweck- und Wirkungsbezüge übrig; und diese Zweckmässigkeit ist aus einem einheitlichen Denkprozesse in ihnen zu erklären.

Diese Folgerungen aus unseren Prinzipien werden durch unsere innere Wahrnehmung bestätigt.

Nach denselben Prinzipien aber müssen wir die Ursache der in den Organismen wahrgenommenen Zweckmässigkeit in einem einheitlichen Denkprozesse in der Erde suchen aus folgenden Gründen:

a. Die Zweck- und Wirkungsbezüge in dem organischen Leben auf der Erde zerfallen nicht in einzelne Systeme sondern es greift alles in einander. Sie können daher nicht aus mehreren besonderen Denkprozessen in Teilen der Erde erklärt werden.

b. Es ist, so weit unsere Erfahrung reicht, kein Grund vorhanden, die Ursachen dieser Zweckmässigkeiten in einem grösseren Ganzen zu suchen. Alle Organismen sind nur zum Leben auf der Erde bestimmt. Der Zustand der Erdrinde enthält daher sämtliche (äussere) Gründe ihrer Einrichtung.

c. Sie sind individuell. Nach Allem, was die Erfahrung darüber lehrt, müssen wir annehmen, dass sie sich auf andern Himmelskörpern nicht wiederholen.

d. Sie bleiben nicht während des Lebens der Erde. Es treten vielmehr im Lauf derselben immer neue, vollkommenere Organismen auf. Wir müssen also die Ursache in einem gleichzeitig zu höheren Stufen fortschreitenden Denkprozesse suchen.

Vom Standpunkt der exakten Naturwissenschaft, der Naturerklärung aus Ursachen ist also die Annahme einer Erdseele eine Hypothese zur Erklärung des Daseins und der geschichtlichen Entwicklung der organischen Welt.

Versuch einer Lehre von den Grundbegriffen der Mathematik und Physik als Grundlage für die Naturerklärung.

Naturwissenschaft ist der Versuch, die Natur durch genaue Begriffe aufzufassen.

Nach den Begriffen, durch welche wir die Natur auffassen, werden nicht bloss in jedem Augenblick die Wahrnehmungen ergänzt, sondern auch künftige Wahrnehmungen als notwendig, oder, insofern das Begriffssystem dazu nicht vollständig genug ist, als wahrscheinlich vorher bestimmt.

Es bestimmt sich nach ihnen, was „möglich" ist (also auch was „notwendig" oder wessen Gegenteil unmöglich ist) und es kann der Grad der Möglichkeit (der „Wahrscheinlichkeit") jedes einzelnen nach ihnen möglichen Ereignisses, wenn sie genau genug sind, mathematisch bestimmt werden.

Tritt dasjenige ein, was nach diesen Begriffen notwendig oder wahrscheinlich ist, so werden sie dadurch bestätigt, und auf dieser Bestätigung durch die Erfahrung beruht das Zutrauen, welches wir ihnen schenken.

Geschieht aber Etwas, was nach ihnen nicht erwartet wird, also nach ihnen unmöglich oder unwahrscheinlich ist, so entsteht die Aufgabe, sie so zu ergänzen oder, wenn nötig, umzuarbeiten, dass nach dem vervollständigten oder verbesserten Begriffssystem das Wahrgenommene aufhört, unmöglich oder unwahrscheinlich zu sein.

Die Ergänzung oder Verbesserung des Begriffssystems bildet die „Erklärung" der unerwarteten Wahrnehmung.

Durch diesen Prozess wird unsere Auffassung der Natur allmählich immer vollständiger und richtiger, geht aber zugleich immer mehr hinter die Oberfläche der Erscheinungen zurück.

Die Geschichte der erklärenden Naturwissenschaften, soweit wir sie rückwärts verfolgen können, zeigt, dass dieses in der Tat der Weg ist, auf welchem unsere Naturerkenntnis fortschreitet.

Die Begriffssysteme, welche ihnen jetzt zu Grunde liegen, sind durch allmähliche Umwandlung älterer Begriffssysteme entstanden, und die Gründe, welche zu neuen Erklärungsweisen trieben, lassen sich stets auf Widersprüche oder Unwahrscheinlichkeiten, die sich in älteren Erklärungsweisen herausstellten, zurückführen.

Die Bildung neuer Begriffe, soweit sie der Beobachtung zugänglich ist, geschieht also durch jenen Prozess.

Es ist nun von Herbart der Nachweis geliefert worden, dass auch die zur Weltauffassung dienenden Begriffe, deren Entstehung wir weder in der Geschichte, noch in unserer eigenen Entwicklung verfolgen können, weil sie uns unvermerkt mit der Sprache überliefert werden, sämtlich, in soweit sie mehr sind als blosse Formen der Verbindung der einfachen sinnlichen Vorstellungen, aus dieser Quelle abgeleitet werden können und daher nicht (wie nach Kant die Kategorien) aus einer besonderen aller Erfahrung vorausgehenden Beschaffenheit der menschlichen Seele hergeleitet zu werden brauchen.

Der Nachweis ihres Ursprungs in der Auffassung des durch sinnliche Wahrnehmung Gegebenen ist für uns deshalb wichtig, weil nur dadurch ihre Bedeutung in einer für die Naturwissenschaft genügenden Weise festgestellt werden kann [...].

Nachdem der Begriff für sich bestehender Dinge gebildet worden ist, entsteht nun beim Nachdenken über die Veränderung, welche dem Begriffe des für sich Bestehenden widerspricht, die Aufgabe, diesen schon bewährten Begriff soweit als möglich aufrecht zu erhalten.

Hieraus entspringen gleichzeitig der Begriff der stetigen Veränderung und der Begriff der Kausalität.

Beobachtet wird nur ein Übergang eines Dinges aus einem Zustand in einen anderen, oder, allgemeiner zu reden, aus einer Bestimmungsweise in eine andere, ohne dass dabei ein Sprung wahrgenommen wird.

Bei der Ergänzung der Wahrnehmung kann man nun entweder annehmen, dass der Übergang durch eine sehr grosse aber endliche Anzahl für unsere Sinne unmerklicher Sprünge geschieht, oder dass das Ding durch alle Zwischenstufen aus dem einen Zustand in den andern übergeht.

Der stärkste Grund für die letztere Auffassung liegt in der Forderung, den schon bewährten Begriff des für sich Bestehens der Dinge soweit als möglich aufrecht zu erhalten.

Freilich ist es nicht möglich, sich einen Übergang durch alle Zwischenstufen wirklich vorzustellen, was aber, wie bemerkt, genau genommen von allen Begriffen gilt.

Zugleich aber wird nach dem früher gebildeten und in der Erfahrung bewährten Begriffe des für sich Bestehens der Dinge geschlossen, das Ding würde bleiben, was es ist, wenn nichts Anderes hinzukäme.

Hierin liegt der Antrieb, zu jeder Veränderung eine Ursache zu suchen.

Wann ist unsere Auffassung der Welt wahr?

Wenn der Zusammenhang unserer Vorstellungen dem Zusammenhange der Dinge entspricht.

Die Elemente unserer Bilder von der Welt sind von den entsprechenden Elementen des abgebildeten Realen gänzlich verschieden.

Sie sind etwas in uns; die Elemente des Realen etwas ausser uns.

Aber die Verbindungen zwischen den Elementen im Bilde und im Abgebildeten müssen übereinstimmen, wenn das Bild wahr sein soll.

Die Wahrheit des Bildes ist unabhängig von dem Grade der Feinheit des Bildes; sie hängt nicht davon ab, ob die Elemente des Bildes grössere oder kleinere Mengen des Realen repräsentieren.

Aber die Verbindungen müssen einander entsprechen; es darf nicht im Bilde eine unmittelbare Wirkung zweier Elemente auf einander angenommen werden, wo in Wirklichkeit nur eine mittelbare stattfindet.

In diesem Falle würde das Bild falsch sein und der Berichtigung bedürfen; wird dagegen ein Element des Bildes durch eine Gruppe von feineren Elementen ersetzt, so dass seine Eigenschaften teils aus einfacheren Eigenschaften der feineren Elemente, teils aber aus ihrer Verbindung sich ergeben und also zum Teil begreiflich werden, so wächst dadurch zwar unsere Einsicht in den Zusammenhang der Dinge, aber ohne dass die frühere Auffassung für falsch erklärt werden müsste.

Woraus soll der Zusammenhang der Dinge gefunden werden?

Aus dem Zusammenhange der Erscheinungen.

Die Vorstellung von den Sinnendingen in bestimmten räumlichen und zeitlichen Verhältnissen ist dasjenige, was beim absichtlichen Nachdenken über die Natur vorgefunden wird oder für dasselbe gegeben ist.

Es ist jedoch bekanntlich die Qualität der Merkmale der Sinnendinge, Farbe, Klang, Ton, Geruch, Geschmack, Wärme oder Kälte, etwas lediglich unserer Empfindung Entnommenes, ausser uns nicht Existierendes.

Dasjenige, woraus der Zusammenhang der Dinge erkannt werden muss, sind also quantitative Verhältnisse, die räumlichen und zeitlichen Verhältnisse der Sinnendinge und die Intensitätsverhältnisse der Merkmale und Qualitätsunterschiede.

Aus dem Nachdenken über den beobachteten Zusammenhang dieser Grössenverhältnisse muss sich die Erkenntnis des Zusammenhangs der Dinge ergeben.

1. Was ein Agens zu bewirken strebt, muss durch den Begriff des Agens bestimmt sein; seine Action kann von nichts Anderem als von seinem eigenen Wesen abhängen.
2. Dieser Forderung wird genügt, wenn das Agens sich selbst zu erhalten oder herzustellen strebt.
3. Eine solche Action ist aber nicht denkbar, wenn das Agens ein Ding, ein Seiendes ist, sondern nur, wenn es ein Zustand oder ein Verhältnis ist. Findet ein Streben, etwas zu

erhalten oder herzustellen statt, so müssen auch Abweichungen, und zwar in verschiedenen Graden von diesem Etwas möglich sein; und es wird in der Tat, in sofern dieser Bestrebung andere Bestrebungen widerstreiten, nur möglichst nahe erhalten oder hergestellt werden. Es gibt aber keine Grade des Seins, eine gradweise Verschiedenheit ist nur von Zuständen oder Verhältnissen denkbar. Wenn also ein Agens sich selbst zu erhalten oder herzustellen strebt, so muss es ein Zustand oder ein Verhältnis sein."[30]

H. Weyl erklärt die Bedeutung Riemanns:

„So stellt sich Riemann hier im Gegensatz zu der bis dahin von allen Mathematikern und Philosophen vertretenen Meinung, dass die Metrik des Raumes unabhängig von den in ihm sich abspielenden physischen Vorgängen festgelegt sei und das Reale in diesen metrischen Raum wie in eine fertige Mietskaserne einziehen;
er behauptet vielmehr, dass der Raum an sich nur eine formlose dreidimensionale Mannigfaltigkeit […] ist und erst der den Raum erfüllende materielle Gehalt ihn gestaltet und seine Massverhältnisse bestimmt.
Das „metrische Feld" ist prinzipiell von der gleichen Natur wie etwa das elektromagnetische. Denn die Möglichkeit der Ortsversetzung eines Körpers ohne Massänderung in einer beliebigen Riemannschen Mannigfaltigkeit ist zurückgewonnen, wenn der Körper das von ihm erzeugte metrische Feld der Bewegung mitnimmt."[31]

Die Bewegung schafft den Raum.

Der Weg schafft den Raum.

„Die Welt ist ein vierdimensionales Kontinuum, in welcher ein von Zustand, Verteilung und Bewegung der Materie abhängiges metrisches Feld herrscht."[32]

5. Jesus Christus und die Wahrheit.

Seid barmherzig, wie es auch euer Vater ist. (Lukas 6,36).[33]

Mensch, du bist der Abglanz Gottes. (1. Korinther 11,7).[34]

Jahwe, unser Gott, Jahwe ist einzig. [35]

Einzig, einzige fassbare zentrale Grundlage, alles ist mit allem verbunden zu jeder Zeit.[36]

---

[30] B. Riemann: Gesammelte Mathematische Werke, Wissenschaftlicher Nachlass und Nachträge. S. 541-556 Springer, Berlin und Teubner, Leipzig, 1990.
[31] H. Weyl in B. Riemann: a. a. O., S. 767
[32] H. Weyl in B. Riemann: a. a. O., S. 768
[33] Johannes Paul II:Veritatis splendor. 10. Enzyklika. 1993. S. 24
[34] Veritatis splendor. S. 16
[35] Veritatis splendor. S. 16
[36] Studenten auf dem Wilhelmsplatz in Göttingen nach einer Physikvorlesung am 2. 11. 1993.

6. Die Embolie und ihre Inkarnationen, Transformationen: Bilder einer Krankheit.

6.1. Was ist das, Embolie?

Embolie, das ist ein Wort, ein Gedanke.

Der Gedanke Embolie beschreibt einen Zusammenhang von Ursachen und Folgen, eingebettet in die Zeit und den Raum, den menschlichen Körper.

6.2. Die Embolie ist ein Krankheitskörper.

Das Wort Embolie umfasst, beschreibt den Gedanken, den Krankheitskörper der Embolie, den Krankheitskörper in Raum und Zeit, real und imaginär.

6.2.1.   Die Embolie ist ein Riemannscher Raum.

Der Krankheitskörper ist ein Riemannscher Raum, komplex, kompakt, projektiv.

6.2.2.   Die Embolie ist komplex.

Der Krankheitskörper hat einen realen und imaginären Teil: $X + Yi$.

6.2.3.   Die Embolie ist kompakt.

Der Krankheitskörper ist ein Zusammenhängendes, eine stetige Funktion.
Alles hängt mit Allem zusammen.

6.2.4.   Die Embolie ist projektiv.

Der Krankheitskörper kann sich auf viele Darstellungsebenen projizieren, abbilden lassen, unterschiedlich darstellen.

6.2.5.   Was ist das, Embolie?

Die Embolie ist ein Krankheitskörper.
Die Embolie ist ein Riemannscher Raum.
Die Embolie ist komplex.
Die Embolie ist kompakt.
Die Embolie ist projektiv.

6.2.6.   Doch was ist damit gewonnen?

Gewonnen werden kann dadurch ein besseres Verständnis, ein besseres Erkennen!

6. 3. Die Diagnose.

Der Krankheitskörper zeigt sich in vielen Formen.

6.3.1 Die Sektion.

Die verlässlichste Darstellung ist die Sektion:
Der Gedanke ist geronnen zu einem Blutgerinnsel, der Embolus

6.3.2. Die erfolglose Sektion.

Doch manche Gerinnsel sind aufgelöst, nicht mehr nachweisbar;
Und doch war die Embolie wahr.

6.3.3. Die Angiographie.

Goldstandard der Klinik ist das Angiogramm der Arteria pulmonalis: Ein Bild.

6.3.4. Die Szintigraphie.

Weniger verlässlich ist die Szintigraphie der Lunge: Ein Bild.

6.3.5. Das Elektocardiogramm.

Das EKG kann Hinweise nur geben: Ein Schatten.

6.3.6. Das Erkennen des Krankheitskörpers.

Der Krankheitskörper projiziert sich auf viele Ebenen.
Immer aber sehen wir auf diesen Ebenen nur Teilaspekte der Wahrheit.

6. 4. Die Symptome.

Die Symptome der Embolie sind die reellen Werte der Funktion Embolie.

6.4.1. Die Funktion Embolie.

Die Funktion Embolie hat zwei Variable, den reellen Wert x und den imaginären Wert yi
(i = Wurzel − 1). Die Funktion ist also komplex.

6.4.2. Die komplexe Funktion.

Die komplexe Funktion Embolie ist stetig.

6.4.3. Die stetige Funktion.

Die Funktion entspricht einer Fläche auf der (x,y)-Ebene.

6.4.4. Die mehrfache Funktion.

Gibt es zwei oder mehrere Fortsetzungen der Funktion, so wird die Fläche doppelt oder mehrfach sein.

6.4.5. Die vielblättrige Fläche.

Um einen Verzweigungspunkt der Funktion herum wird sich ein Blatt der Fläche in ein anderes fortsetzen.
Erhält die Funktion um den Verzweigungswert ihren vorigen Wert wieder, so setzt sich das oberste Blatt der Fläche durch die übrigen hindurch in das unterste Blatt fort.
Eine sehr eigenartige, komplizierte Struktur, die Riemannsche Fläche, die Embolie.

6.4.6. Die Riemannsche Fläche.

Die mehrwertige Funktion hat für jeden Punkt einer solchen ihre Verzweigungsart darstellenden Fläche nur einen bestimmten Wert. Sie ist eine völlig bestimmte Funktion des Ortes dieser Fläche.
So erhalten wir ein mathematisches Modell der Embolie, eindeutig und doch voll unerwarteter Möglichkeiten.
So wie die Embolie.

6.4.7. Die Embolie als Riemannsche Fläche.

Das ist die Lösung der Idee vom 10. 10. 1991:
„Es bleibt das Feld der Krankheit mit und ohne Therapie [...] der dreidimensionale Körper der Krankheit mit den Dimensionen Zeit, Therapie und Krankheit." „Die Gestalt der Krankheit ist der Körper der Krankheit in den vier Dimensionen des Raumes und der Zeit. Wie kann die Therapie diesen Krankheitskörper ändern? Das ist die Frage."

Ergänzung von Felix Klein:
„Er (Riemann) sucht, wie Gauss, den Zusammenhang von f (x + iy) mit der konformen Abbildung einerseits, mit der Gleichung delta u = O und anschließend mit verschiedenen Gebieten der Physik andererseits."
„Indem die Fortsetzung einer Funktion auf verschiedenen Wegen für dasselbe x + iy verschiedenes u + iv ergeben kann und Riemann immer die konforme Abbildung vor Augen hatte, erwuchs für ihn die Idee der „Riemannschen Fläche", welche die Ebene oder auch nur Teile von ihr mehrfach überdeckt."[37]

Ergänzung von Emmy Noether:
„Der einzige nichtkommutative Körper endlichen Grades, dessen Zentrum der Körper R der reellen Zahlen ist, ist der Quaternionenkörper.
K = R + Ri + Rj +Rij"[38]

Der Quaternionenkörper ist der imaginäre Krankheitskörper, er ist das Stehende in der Zeit. Nicht kommutativ in den Transformationen.

---

[37] F. Klein: Vorlesung über die Entwicklung der Mathematik im 19. Jahrhundert. S. 249
Hrsg. R. Courant, O. Neugebauer.
Chelsea, New York, 1956, Bd.1
[38] E. Noether: Gesammelte Abhandlungen. S. 735-736
Springer, Berlin, 1983

Nicht veränderlich in den Umgestaltungen.
Das Stehende in der Zeit.
Das ist die Riemannsche Fläche u + iv auf x + iy.
Das ist der Quaternionenkörper R + Ri + Rj + Rji (i = Wurzel -1).
Das ist im Wahrschein die Wahrheit.
Das Stehende in der Zeit.

Wie das Soliton.
Die Stehende Welle.
Das Unveränderliche in Raum und Zeit.
Eine nichtlineare Gleichung, das ist die Embolie.

Eine Welle:
„Das wirkliche mechanische Geschehen wird in zutreffender Weise erfasst oder abgebildet durch die Wellenvorgänge im q-Raum und nicht durch die Bewegung von Bildpunkten in diesem Raum."[39]

Eine Welle mit realen und imaginären Anteilen:
„Klassische Physik, das ist die Physik vor 1925 benutze nur reale Quantitäten.
Komplexe Zahlen wurden nur als Rechenhilfe benutzt, d. h. die Physik wurde in den Begriffen der realen Zahlen verstanden. Mit der Matrizen-Mechanik und Wellen-Mechanik änderte sich die Situation dramatisch. Komplexe Zahlen wurde die konzeptuellen Elemente der Grundlage der Physik.
Die grundlegenden Gleichungen der Matrizen-Mechanik und der Wellenmechanik
[...] enthalten explizit die imaginäre Einheit i = Wurzel -1.
Es muss betont werden, dass die Bedeutung dieser Gleichungen völlig zerstört wird, wenn man versucht das i loszuwerden. [...] Durch die fast zufällige Einführung der imaginären Einheit i durch Schrödinger 1922 ist eine Blume entstanden, die tiefen Vorstellungen, die am tiefsten Grunde unseres Verstehens der physischen Welt liegen."[40]

Schrödinger wollte 1926 „Ernst machen mit der de Broglie-Einsteinschen Undulationstheorie der bewegten Korpuskel, nach welcher dieselbe nichts weiter als eine Art „Schaumkamm" auf einer den Weltgrund bildenden Wellenstrahlung ist."[41]

„Unser wahres Verständnis von dem was passiert, ist reduziert auf Nachdenken über ganze Zahlen. Wir sind in der Lage den Gang von Ereignissen vorherzusagen, weil wir in der Lage sind zu zählen: Eins, zwei, drei, vier [...].
Auf lange Sicht aber können auch die unwahrscheinlichsten Dinge passieren [...]
Sub specie aeternitatis werden Vergangenheit und Zukunft äquivalent – es gibt keinen Pfeil der Zeit."[42]

„Bei Heisenberg werden die klassischen kontinuierlichen Variablen durch System diskreter Zahlengrössen (Matrizen) ersetzt, die von einem ganzzahligen Indexpaar abhängig, durch algebraische Gleichungen bestimmt werden. Die Autoren selbst bezeichnen die Theorie als

---

[39] E. Schrödinger: Ges. Abhandlungen. 3. S. 98-136
Verlag der Österreichischen Akad. der Wiss., Wien, 1984
[40] C. N. Yang: Square root of minus one, complex phases and E. Schrödinger. S. 54, S. 61
in: C. W. Kilmister: Schrödinger. Centenary Celebration of a Polymath.
Cambridge UP, Cambridge, 1987
[41] E. Schrödinger: a. a. O., S. 358
[42] E. Schrödinger: a. a. O., S. 453

„wahre Diskontinuumstheorie". Die Undulationsmechanik hingegen bedeutet gerade umgekehrt von der klassischen Mechanik aus einen Schritt auf die Kontinuumstheorie zu."[43]

„Tritt doch an Stelle des durch unendlich viele dependente Variable mittels endlich vieler totaler Differentialgleichungen beschreibbaren Geschehens ein kontinuierliches feldmässiges Geschehen im Konfigurationsraum, das von einer einzigen, aus einem Wirkungsprinzip ableitbaren partiellen Differentialgleichung beherrscht wird."[44]

„Die wellenmechanische Konfiguration des Systems ist eine Superposition vieler, streng genommen aller kinematisch möglichen punktmechanischen Konfigurationen. Dabei steuert jede punktmechanische Konfiguration mit einem gewissen Gewicht zur wahren wellenmechanischen Konfiguration bei [...]. Wenn man Paradoxien liebt, kann man sagen, das System befindet sich gleichsam in allen denkbaren Lagen gleichzeitig, aber nicht in allen gleich stark."[45]

7. Glanz der Wahrheit. Die Lehre von der Krankheit.

7.1. Der Name.

Der Name bezeichnet die Krankheit.

7.2. Die Formel.

Die Formel strukturiert die Krankheit.

7.3. Der Gedanke.

Der richtige Gedanke ist die Struktur der Krankheit.

7.4. Der Gedankenkörper.

Die Struktur der Krankheit in der Raumzeit, real und imaginär, was ist und war, was sein könnte, der Krankheitskörper, ein Gedanke.

7.5. Der Quaternionenkörper.

Die Formel des Gedankenkörpers ist der Quaternionenkörper, $x + yi + u + vi$, konstant, invariant, das Stehende in der Zeit, die Substanz, die Struktur der Erscheinung.

7. 6. Der Riemannsche Raum.

Über der x/yi Ebene erhebt sich die u/vi Fläche, eine komplexe Struktur.

---

[43] E. Schrödinger: a. a. O., S. 144
[44] E. Schrödinger: a. a. O., S. 144
[45] E. Schrödinger: a. a. O., S. 246

7.7. Der imaginäre Anteil.

Neben den realen (sichtbaren) existieren die imaginären (möglichen) Anteile der Krankheit.

7.8. Wahrheit.

Diese Kombination aus realen und imaginären Anteilen ist eindeutig festgelegt durch die komplexe Funktion $x + yi + u + vi$. Sie ist die Wahrheit der Krankheit.

7.9. Erfahrung als gold-standard.

Erfahrung ist das Wissen um die möglichen Verlaufsformen (Abbildungen auf Labor, Histologie, Symptom). Dieses Wissen ist der gold-standard, die Kenntnis des Krankheitskörpers.

8. Die Wahrheit.

Es zeigt sich die Wahrheit.
Das ist das Ergebnis der Suche.

9. Es gab sich dir..

Es gab sich dir in die Hand, ein Du, todlos, an dem alles Ich zu sich kam.
Es fuhren wortfreie Stimmen rings, Leerformen, alles ging in sie ein, gemischt und entmischt, und wieder gemischt.
Und Zahlen waren mitverwoben in das Unzählbare.
Ein und Tausend und was davor und dahinter grösser war als es selbst, kleiner, ausgereift und rück- und fortverwandelt in keimendes Niemals.[46]

---

[46] P. Celan: Ausgewählte Gedichte. Die Silbe Schmerz. S. 92
Suhrkamp, Frankfurt am Main. 1968